Ackerman.

ojet de Sac Chirurgical

P.   1843.

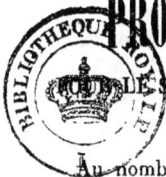

PROJET DE SAC CHIRURGICAL

POUR LE SERVICE DES ARMÉES DE TERRE ET DE MER.

Au nombre des propositions philanthropiques faites jusqu'à ce jour, une des plus importantes est sans doute celle qui a pour but la conservation de notre semblable ou la prompte diminution de ses souffrances. De tels services ressortent essentiellement du domaine médical, et surtout de la chirurgie militaire. Pensant qu'il est encore possible d'étendre les bienfaits de cet art par l'augmentation des ressources, j'essaye aujourd'hui d'en proposer les moyens.

Par suite des dispositions prises au ministère de la guerre relativement à la giberne qui doit entrer, dit-on, dans l'uniforme des officiers de santé, on semblerait éprouver la nécessité de munir les chirurgiens d'armée des choses indispensables dans les cas ordinaires comme dans les plus pressants. Ne considérons point la chose sous le point de vue militaire, qui est tout à fait étranger à la profession dont nous nous occupons, et ne l'envisageons que relativement au but d'utilité.

Le service des officiers de santé de la guerre change sans doute de nature, et par cela même d'importance, suivant qu'ils sont en cantonnement, en marche en temps de paix, et enfin à l'armée; en raison de ces trois situations différentes, leur service devient plus important. Pendant une guerre aussi longue que sanglante, on s'occupa d'améliorations en ce genre sans pouvoir, peut-être en raison des fréquents mouvements des troupes, atteindre complétement le but. Dans bien des circonstances, l'officier de santé de terre, comme celui de mer, peut donner ses soins.

En effet, qu'un homme soit frappé d'apoplexie, la présence du chirurgien sera à peu près inutile, s'il n'est porteur de quelque instrument tranchant. Si, dans un exercice, une manœuvre ou une

1

rixe, un soldat est blessé, faute de moyens pour l'application im-
médiate d'un premier appareil, le malheureux souffrira jusqu'à ce
qu'on l'ait conduit à l'hôpital, situé peut-être à une grande distance.
Dans les casernes aussi, mille petits cas de chirurgie se présentent
journellement. L'officier de santé aurait moins souvent recours aux
hôpitaux s'il pouvait agir lui-même; contre une asphyxie ou l'état
d'ivresse, par exemple, il administrerait avec avantage l'éther par
les voies respiratoires dans le premier cas, et l'ammoniaque à la dose
de deux à quatre gouttes en dissolution dans un verre d'eau, dans
l'autre circonstance.

J'ai vu, pendant une station sur les côtes d'Afrique, une douzaine
de matelots, formant l'armement d'une de nos embarcations, revenir
à bord dans un état complet d'ivresse; les vapeurs du vin circulant
avec force dans des têtes provençales et sous le ciel brûlant du Séné-
gal furent arrêtées dans leur effet par cette liqueur alcaline.

Une foule d'autres indispositions telles que des indigestions, des
syncopes, etc., peuvent être arrêtées à temps par des moyens extrêmement simples et prévenir en même temps des affections orga-
niques consécutives. Dans les casernes, comme à bord des vaisseaux,
ces indispositions se présentent assez communément, ainsi qu'une
foule de blessures légères; mais à bord, le remède est près du mal,
les secours sont promptement administrés et les suites sont rarement
fâcheuses.

Il est facile de concevoir, d'après cet exposé, le but d'utilité que pourrait avoir la giberne chirurgicale, si elle ne renfermait que quelques
instruments tels que ciseaux, lancettes, bistouris, pinces à ligature
et à pansement, aiguilles, fils cirés, bandelettes de taffetas et de
sparadrap, deux ou trois petites bandes ou ligatures; enfin un fla-
con d'éther et un d'ammoniaque. Avec ces objets, on peut, ainsi
que je viens de l'indiquer, porter remède dans tous les cas d'indis-
position ou de blessure légère. En cherchant à multiplier les ressources par la transformation de cette giberne, dite porte-trousse,

en une espèce d'arsenal chirurgical, on s'éloignerait du but. En effet, s'il s'agit d'un grand pansement ou d'une opération, les instruments qu'elle renferme ne suffiront pas ; il faudrait, en outre, des pièces d'appareil toutes prêtes, dont le chirurgien militaire ne peut être porteur.

Nous avons dit que par ces moyens extrêmement simples il était facile, en remédiant à de légers accidents, d'éviter, aux militaires et autres agents, de passer, dans les hôpitaux, des journées qui leur seraient plus profitables et moins dispendieuses pour l'État.

Nous n'avons considéré jusqu'ici les fonctions du chirurgien militaire que dans les circonstances les plus ordinaires, c'est-à-dire en garnison et en temps de paix ; sous ce rapport nous avons récapitulé tous les services qu'il pouvait rendre et les moyens qu'il lui suffisait d'avoir à sa disposition. Maintenant, si nous traitons la question sous un point de vue plus élevé, c'est-à-dire pendant un grand exercice, une marche, ou sur un champ de bataille en temps de guerre, nous serons naturellement conduits, par des circonstances plus graves, à multiplier les ressources, et, sous ce rapport, la giberne ne devenant que d'une utilité fort minime, nous serons obligés de recourir aux moyens fournis par les ambulances.

Pour donner, au plan que je me suis tracé dans cet opuscule, tout l'intérêt qu'un pareil sujet doit offrir, j'ai consulté divers ouvrages traitant de la chirurgie militaire et me suis arrêté à l'article *Ambulance* de M. Lagneau.

« Une armée en campagne, dit ce praticien habile, peut se trouver éloignée des hôpitaux sédentaires ordinairement établis dans les villes de garnison de frontières et de l'intérieur ; circonstance d'autant plus embarrassante qu'il est rarement possible de conduire au loin les malades et les blessés, soit par défaut de liberté dans les communications, soit en raison de la pénurie de moyens de transport. Des hôpitaux ambulants sont aussitôt formés et servis par un nombre déterminé de chirurgiens et pharmaciens suivant le corps d'armée.

« On entend aujourd'hui, par ce mot *ambulance*, le lieu où, pendant une action, les blessés sont amenés pour y recevoir des soins après avoir été déjà pansés sur le champ de bataille ; il y en a autant dans une armée qu'on y compte de corps distincts.

« D'après l'organisation en temps de guerre , chaque régiment d'infanterie et d'artillerie à pied a deux chirurgiens par bataillon, un aide-major et un sous-aide : un chirurgien-major spécialement attaché au premier bataillon est chef de tout le service; il en est de même pour chaque escadron de cavalerie, d'artillerie légère et du train. Chaque régiment a un fourgon d'ambulance transportant une caisse complète d'instruments à amputation et à trépan, des compresses, des bandes, des bandages, de la charpie, des attelles, des fanons, des appareils préparés à l'avance, des bandages herniaires et une boîte contenant les médicaments les plus usités. Pendant les dernières guerres on avait remplacé ces voitures , incommodes par la difficulté de leur passage dans divers chemins et beaucoup d'autres circonstances, par des chevaux de bât portant chacun deux coffres ou paniers couverts remplis des objets ci-dessus indiqués ; il y en avait un pour chaque bataillon ou escadron.

« En outre des officiers de santé des régiments recevant leurs instructions du chirurgien principal, de l'aide ou du corps dont ils font partie , il existe auprès de chaque division, surtout lorsque par la combinaison des opérations militaires elle doit s'éloigner du gros de l'armée, une ambulance complète formée d'un chirurgien-major, d'un ou deux aides et de trois jusqu'à huit sous-aides, suivant la force numérique de la troupe et la nature de l'expédition dont elle est chargée. Un ou deux fourgons, escortés par un nombre convenable de soldats-infirmiers, contiennent le matériel de cette ambulance divisionnaire. Les corps d'armée composés de plusieurs divisions ont encore à leur suite, et sous les ordres immédiats des chirurgiens principaux, une ou plusieurs autres divisions d'ambulance ainsi organisées. Le chirurgien en chef de l'armée conserve en outre auprès de lui, au quartier général, un nombre plus ou

moins considérable d'officiers de santé de tous grades , également
distribués par brigades ou divisions, dont chacune est composée
d'un chirurgien-major, d'un aide et de quatre sous-aides; ils forment une réserve que M. Percy désigne sous le nom de chirurgie de
bataille. Une grande quantité de fourgons tenus au complet par les
soins de l'intendant général de l'armée renferment des demi-four-
nitures de lits, un certain nombre de brancards, et surtout d'abon-
dantes provisions en linge, charpie et autres moyens de pansements
qui doivent, au besoin, être mis à la disposition de ces différents
corps de chirurgie. Toutes ces divisions d'ambulance sont d'un
très-grand secours les jours d'affaires générales, car alors les chirurgiens des régiments ne sont pas assez nombreux pour panser
tous les blessés ; elles sont aussi destinées, après les grandes ba-
tailles, à former des détachements pour le service des hôpitaux
militaires sédentaires des places fortes ou de l'intérieur. Le personnel des ambulances comprend encore un certain nombre de soldats-infirmiers dont le chef remplit, sous la surveillance des inten-
dants et sous-intendants militaires, les fonctions de directeur ou
d'économe pour tout ce qui a rapport à la nourriture, au coucher
et au transport des malades.

« Ces militaires, organisés en compagnies et bataillons sous la
dénomination de soldats d'ambulance, d'abord par M. Percy, à
l'armée du Rhin, en l'an VII, plus tard en Espagne, et ensuite par
M. Larrey, dans l'ancienne garde, ont servi en général de la manière
la plus utile , tant en relevant les malades du champ de bataille
qu'en leur donnant des soins dans les ambulances. Aux armées où
il n'y a pas de soldats d'ambulance le service est fait, sous la di-
rection d'un employé des hôpitaux, par des infirmiers à gages,
trop souvent indisciplinés , avides, et sur le zèle desquels, il faut en
convenir, on ne peut pas compter à beaucoup près autant que sur
celui des premiers.

« Les ambulances peuvent donc être considérées sous deux points de vue différents : 1° comme corps de chirurgie militaire, créations particulières de l'état de guerre si nécessaires lorsqu'on met des troupes en campagne ; 2° comme des petits hôpitaux improvisés, d'une très-courte durée, et dans lesquels ces mêmes corps se vouent au soulagement des blessés.

« Lors d'une affaire, les ambulances, établies en arrière de la ligne et hors de la portée du boulet par les soins du chirurgien en chef ou des officiers de santé principaux ou divisionnaires, sont placées, autant que possible, dans les villages, les fermes, les couvents, les granges ou les maisons isolées quelquefois à peu de distance, mais toujours de manière à pouvoir communiquer en avant avec le lieu du combat, en arrière avec le parc des équipages de l'armée où sont les réserves de ligne, etc., et d'où l'on fait venir les voitures pour le transport des blessés loin du théâtre de la guerre à mesure qu'ils sont pansés. Leur position est indiquée par un ordre de l'armée ; le lieu d'élection pour leur installation doit être sec et aéré, en raison de l'évacuation souvent difficile des malades, et par là de leur entassement. L'émanation des plaies en suppuration qui n'ont pu être pansées régulièrement peut augmenter les dangers de l'encombrement. Il est facile de concevoir l'énorme différence qui existe entre ces lieux et les hôpitaux réguliers, quand on pense que les malheureux malades n'ont pour couchage, entre autres choses, que des matelas, des paillasses, de la paille, et quelquefois pour toute couverture que leur capote ou leur manteau.

« Les officiers de santé montés sont pourvus de charpie, de bandes et de compresses, et sont accompagnés d'un nombre suffisant d'infirmiers pour les pansements. Le transport des blessés se fait par des charrettes de réquisition, des voitures, et surtout les ingénieux fourgons de M. Larrey et les voitures de M. Percy; et les voitures d'ambulance pour le transport avec la plus grande célérité, d'un point à un autre de la ligne, des chirurgiens non montés, des ambulances,

ainsi que des objets nécessaires à l'application du premier appareil
sur le champ de bataille.

« Les malades dont les blessures exigent des opérations ou de
grands pansements sont transportés aux ambulances, d'où, suivant
les cas, ils sont renvoyés à leur régiment ou évacués sur les hôpitaux temporaires par le moyen de fourgons pour les amputés et
ceux dont les blessures sont graves et qui sont accompagnés par un
chirurgien de la division d'ambulance.

« Le mouvement des malades, établi entre les lignes de bataille
et les ambulances et de là vers les hôpitaux, doit être régulier
pour éviter un encombrement toujours nuisible au service, fort dan-
gereux par son influence sur la santé des blessés et toujours avan-
tageux en cas de retraite, ce qui forcerait autrement les officiers de
santé à courir les chances de l'abandon dans lequel se trouveraient
les militaires confiés à leurs soins.

« Le service des ambulances est bien différent lorsque les affaires
sont moins générales, et dans les combats d'avant-garde ou de postes
avancés. Dans ces diverses circonstances ces utiles établissements
peuvent varier à l'infini, tant sous le rapport de leur position et du
nombre des officiers de santé que sous celui de l'abondance plus ou
moins grande des moyens de pansements ou de transport. Souvent,
par exemple, les chirurgiens des corps livrés à eux-mêmes, sans le
secours des ambulances divisionnaires dont ils se trouvent parfois
trop éloignés, en forment une par régiment ou tout au moins par
brigade, en se réunissant à ceux d'un autre corps, et pendant qu'un
certain nombre d'entre eux, bravant les atteintes de l'ennemi, vont
sur le champ de bataille panser les blessés et les faire enlever, les
autres, dont le poste pour ce jour-là est un peu moins périlleux,
restent à l'ambulance régimentaire pour pratiquer avec plus de
calme les opérations qu'on n'a pas jugé à propos de faire sous le feu
des batteries.

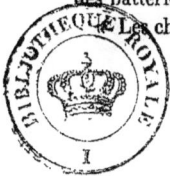

« Les chirurgiens de cavalerie légère, dont le corps se trouve tou-

jours aux avant-postes, sont, beaucoup plus fréquemment que d'autres , obligés de se passer ainsi des ressources que pourraient leur
offrir les ambulances de leur corps d'armée.

« A dater du moment où, après une affaire, tous les blessés ont
été relevés, les ambulances, qui ne peuvent plus en recevoir de nouveaux, tendent naturellement à se dissoudre par les convois qu'elles
expédient successivement sur les derrières. Quelques jours suffisent
ordinairement pour que l'évacuation soit complète, et dès lors les
chirurgiens rejoignent leurs divisions après avoir quelquefois laissé,
pour le service des hôpitaux ambulants ou sédentaires, de petits détachements qu'on appelle ensuite au quartier général dès que la
guérison d'une partie des blessés fait juger leur présence moins
nécessaire dans ces établissements. »

D'après les détails satisfaisants que nous donne M. Lagneau sur
l'organisation du service de santé des armées, nous croyons que
tout est prévu pour donner aux blessés les secours les plus
prompts. Ces dispositions sont remarquables surtout lorsqu'il
s'agit des préparatifs d'une grande bataille où doivent figurer des
masses de soldats ; et sous ce point de vue il n'y a rien à désirer.
Quant au moyen de transport des blessés aux lieux de dépôt, etc.,
l'ordre établi dans le personnel des officiers de santé et de leurs
subordonnés, les approvisionnements des ambulances font connaître
jusqu'à quel point la prévoyance a été poussée. Nous devons sans
doute ces précieux avantages aux guerres nombreuses que la France a
soutenues pendant vingt ans, et à l'habileté des chirurgiens en chef
des armées.

Cependant, à l'article *Ambulance légère,* il est facile d'observer
que, du moment où les corps ne sont plus sur la ligne principale de
bataille , soit qu'ils s'en écartent comme tirailleurs , soit dans les
charges ou comme avant-garde , les ressources pour le service de
santé ne sont plus les mêmes ; souvent les magasins ambulants d'approvisionnements ne peuvent suivre le chirurgien qui affronte les

balles de l'ennemi pour secourir et sauver du carnage des soldats susceptibles d'assister à de nouveaux combats.

Les officiers de santé montés sont pourvus de charpie, de bandes et de compresses, et accompagnés d'un nombre suffisant d'infirmiers pour les pansements; ceux qui sont à pied peuvent, quand les besoins l'exigent, être transportés d'une extrémité à l'autre de la ligne par les fourgons d'ambulance, emportant avec eux à peu près tout ce qui est nécessaire pour les pansements. Mais tous ces approvisionnements sont-ils assez abondants pour pouvoir panser immédiatement un grand nombre de blessés ? Non. Le service des ambulances est donc, ainsi que nous l'avons déjà vu, sujet à une foule de modifications en raison de la nature des engagements, et les approvisionnements peuvent souvent manquer. Il est même des corps, tels que la cavalerie légère, dont la position, presque toujours aux avant-postes, les prive des ressources qu'offriraient les ambulances de leurs corps d'armée.

C'est sans doute dans le but d'obvier à cet inconvénient que le célèbre Percy fit donner aux officiers de santé de l'armée un carquois contenant quelques instruments et quelques pièces d'appareil. Mais, avouons-le, ces moyens n'étaient pas sans offrir d'inconvénients; car, si les uns étaient assez nombreux pour l'extraction d'un corps étranger ou pour une amputation, etc., les seconds devaient à peine suffire à la confection d'un grand bandage; en outre, le poids des premiers ne permettait pas à l'officier de santé de les porter longtemps, et la conformation de la boîte devait aussi l'embarrasser beaucoup dans ses fonctions. Toutefois, laissons de côté l'inconvénient de la chose pour nous occuper des avantages qu'elle nous offre, et qui sont d'apporter la plus grande célérité dans l'application d'un appareil par lequel on doit remédier non-seulement au désordre produit par le corps vulnérant, mais encore prévenir des accidents toujours fâcheux causés par le retard apporté dans le traitement.

2

Je crois inutile d'entrer dans de plus longs détails sur les heureux résultats qu'on doit attendre d'un pansement fait à temps et méthodiquement ; c'est de nos jours trop reconnu pour que je m'y arrête. Il en est ainsi de ce qu'on entend par le mot appareil : pris sous trois acceptions différentes, on les distingue en ceux de pansements et ceux d'opérations, qui se composent de la réunion des instruments qui doivent servir dans l'un des deux cas et des pièces destinées au traitement de la partie malade ; enfin la boîte renfermant ces divers instruments et toutes les pièces a aussi reçu ce nom.

Il est reconnu, en chirurgie, qu'au moment d'une opération ou d'un pansement important, les instruments, les pièces de linge et autres objets doivent être préparés à l'avance. Cependant nous avons vu jusqu'à présent qu'à l'armée, bien que disposés d'une manière convenable, ces objets n'étaient qu'à des distances assez éloignées du champ de bataille, c'est-à-dire dans les hôpitaux temporaires, aux ambulances ou par partie dans des boîtes ou dans des paniers fermés qui n'étaient pas toujours à la portée de l'opérateur, en raison des difficultés de transport, etc. C'est pour obvier aux inconvénients qui se sont offerts jusqu'ici, c'est pour mettre l'officier de santé militaire à même de prodiguer ses soins dans tous les temps et dans tous les lieux possibles, sous le feu de l'ennemi comme en marche à la tête de son régiment, que j'ai cru pouvoir substituer, aux moyens proposés jusqu'à ce jour, un sac chirurgical.

Puisqu'il existe un nombre d'infirmiers proportionné à celui des officiers de santé, tant dans les hôpitaux qu'aux ambulances, et même sur le champ de bataille, pourquoi ne les utiliserait-on pas davantage encore en les chargeant de ce sac ? Par ce moyen l'officier de santé pourrait, comme nous le verrons plus tard, non-seulement faire un pansement, mais pratiquer, même à petite distance du feu de l'ennemi, une opération urgente en raison de la position ou de la gravité de la blessure.

Ce sac renfermant en même temps instruments, pièces de linge, charpie, enfin tout ce qui est de la plus grande urgence dans tous les cas possibles, jusqu'à une table, par la disposition de son ouverture, serait l'appareil le plus portatif et le plus complet qui ait existé.

Son transport serait d'autant plus facile que son poids excéderait à peine celui du sac ordinaire du soldat, ce qui offrirait l'immense avantage de pouvoir s'en servir même dans les exercices journaliers. Enfin, d'après sa capacité et les objets qu'il doit contenir, chaque officier de santé y trouverait les choses nécessaires pour cinquante pansements ordinaires au moins et soixante au plus. Partout, chaque régiment se trouverait approvisionné pour cent cinquante à cent soixante blessés, sans compter les ressources des ambulances et des fourgons.

Pour donner une idée exacte de ma proposition, je vais tracer le plan du sac chirurgical en désignant par ordre de placement les divers instruments et toutes les pièces d'appareil qu'il doit contenir. Quant à ses dimensions, j'ai cru devoir les augmenter un peu en lui donnant 444 millimètres de haut sur 389 de large, la profondeur étant la même.

Ce sac, semblable, par sa forme, à celui que porte le soldat, doit être, en raison de son usage, d'une consistance un peu plus forte; il sera, par conséquent, doublé, dans tout son intérieur, d'un léger encadrement en bois, recouvert d'une étoffe de laine dans les compartiments destinés aux instruments. Son ouverture différera par cette disposition que la partie postérieure s'ouvrira de chute par le moyen de charnières inférieures, quand au contraire l'enveloppe extérieure se relèvera. Deux parties seront prises en forme de battant sur la largeur et s'ouvriront verticalement de dedans en dehors; par ce moyen, elles concourront à augmenter la profondeur du sac pendant qu'il sera ouvert; aussitôt le pansement terminé, ces parties latérales se rempliront vers le fond, la planche principale se relèvera dessus, et l'enveloppe extérieure, par sa chute, fixera le tout par les moyens les plus convenables, tels que des courroies, des crochets ou même une petite serrure. Dans la chute de la planche principale, maintenue sur un plan horizontal par deux lanières et l'ouverture des deux parties latérales, il existe un très-grand avantage, celui de placer, comme sur une table, tous les objets nécessaires au pansement ou à l'opération, et, par cette profondeur momentanément augmentée, de maintenir plus sûrement les pièces. Le cinquième supérieur, revêtu de la peau qui recouvre les sacs ordinaires, sera dépassé par le prolongement qui existe habituellement, et cette peau sera une seconde enveloppe qui garantira de l'humidité les instruments et les autres objets. Enfin, pour ne rien perdre de l'uniformité, une boite en fer-blanc simulera, à la partie supérieure, la capote roulée sur le sac. Je crois inutile de dire que rien ne doit être changé à la disposition des bretelles, des courroies, etc.

Quant à la distribution intérieure, voici, à mon avis, quelle serait la meilleure : en procédant de haut en bas, nous avons d'abord la boite de fer-blanc qui, s'ouvrant par les deux extrémités, présente, au centre de sa longueur, une cloison pour recevoir d'un côté la charpie, de l'autre les emplâtres agglutinatifs, le taffetas gommé, etc.

Trois plans sont disposés horizontalement dans toute la profondeur du sac, de manière à recevoir, le premier, trente-deux bandes de diverses grandeurs, le second quatre-vingts compresses en quatre paquets sur deux plans occupant chacun la moitié de la largeur ; entre cette troisième tablette et celle qui doit venir ensuite, existe un intervalle dans lequel on placera une scie à amputation aussi légère que possible avec sa lame de rechange, un tribulcon de Percy, et, au besoin, trois couteaux à amputation ; sur la quatrième tablette seront enchâssés symétriquement deux scalpels, une spatule, une clef de Garangeot, une paire de forts ciseaux, une pince à ligature , un rasoir, une paire de pinces à pansements, une sonde cannelée, deux bistouris, une double érigne, un petit garrot anglais, une algalie et une petite boîte à aiguilles.

Enfin la partie la plus inférieure du sac, maintenue supérieurement par une planche et inférieurement sur le fond du sac, présente, dans chaque angle, deux flacons de la capacité d'un demi-litre environ et bouchés à l'émeri, contenant, l'un de l'extrait de Saturne, l'autre de l'eau-de-vie camphrée. Au milieu sont deux pots de faïence ou mieux de fer-blanc bien étamé, de même hauteur à peu près que les flacons et d'une largeur proportionnée contenant 500 grammes environ, l'un de cérat et l'autre d'onguent jaune.

Les trois intervalles compris entre ces quatre vases seraient occupés par de petites boîtes en fer-blanc s'ouvrant à coulisse et renfermant, l'une, des éponges, de la cire, du fil, etc., l'autre une grande cuvette en cuir bouilli, flexible et repliée sur elle-même dans le genre des gobelets de chasseurs; de plus, des épingles. La dernière contient une petite lampe à esprit-de-vin, un briquet phosphorique, des mèches en coton , etc.

Les principaux avantages que semble offrir cet appareil chirurgical sont un transport facile, de grandes commodités par l'espèce de table sur laquelle on peut étendre tout ce dont on a besoin , et qu'il est aussi complet que possible. L'homme qui en est chargé peut, en outre, aider l'opérateur ; enfin je n'ai pas cru devenir trop minutieux en faisant entrer une lampe à esprit-de-vin au nombre des choses nécessaires pour rendre plus facile l'application des bandelettes agglutinatives et pour chauffer les pièces d'appareil ou les liquides dont l'élévation de température serait de quelque avantage. Une des extrémités de la boîte en fer-blanc remplira ce but par une conformation convenable d'un de ses opercules.

J'ai fait en sorte que le poids de ce sac ne dépassât pas de beaucoup celui des sacs ordinaires, et de répartir les instruments et les pièces d'appareil de la manière la plus avantageuse pour les usages ordinaires, tant dans les grands exercices que sur le champ de bataille.

D'après une évaluation aussi exacte que possible, j'ai trouvé que le poids du linge et des objets renfermés dans les pots et les boîtes se monterait environ à 6 kilogrammes 570 grammes, d'après le poids particulier de diverses pièces, telles que

Vingt bandes de diverses grandeurs.	1 kil.	800 gr.
Dix bandages de corps.	0	680
Trente compresses.	0	640
Le flacon n° 1, contenant l'acétate de plomb.	0	700
La boîte n° 2, contenant la cuvette, etc.	0	250
Le pot n° 3, renfermant le cérat.	0	700
La boîte n° 4, avec éponge, etc.	0	150
Le pot n° 5, contenant l'onguent jaune.	0	700
La boîte n° 6, avec lampe à esprit-de-vin, le briquet, les mèches, etc.	0	250
Le flacon n° 7, l'alcool camphré.	0	700
Total.	6 kil.	570 gr.

Il nous reste donc 6 kilogrammes pour le poids du sac, de la boîte de fer-blanc, de la charpie, des emplâtres sparadraps et des instruments, en fixant la pesanteur du sac du soldat à 12 kilogrammes 500 grammes souvent outre-passés. En outre, le porteur de ce sac aurait en moins le fusil et ce qui compose le fourniment ordinaire, etc.

Dans le cas d'un simple exercice à feu ou d'une évolution, on pourrait, à l'aide des coulisses pratiquées pour l'assujettissement des petites planches, diminuer la quantité d'objets et ne conserver que les instruments et pièces de linge indispensables.

Il serait, dans ce cas, porté par un des soldats, vu que tous les exercices se font actuellement le sac sur le dos; il en serait ainsi pendant une marche de route, ce qui vaudrait mieux, je crois, que de les mettre sur des charrettes à bagages toujours trop éloignées

du régiment ou du bataillon pour avoir à temps les secours nécessaires.

Si à l'armée les besoins étaient plus grands que je ne les ai pré-
vus, quant aux pièces d'appareil, on pourrait, en raison du nombre
d'infirmiers employés au service des ambulances, en adjoindre un
second qui porterait un sac semblable au précédent et rempli de
linge et de charpie ; enfin de tout ce que renferme le premier, à
l'exception des instruments : ces derniers objets ne manqueraient
point, vu qu'il en existe déjà une partie dans la giberne porte-
trousse. L'officier de santé, muni de sa giberne et accompagné de
deux soldats-infirmiers, pourrait donc faire immédiatement de
soixante à quatre-vingts pansements. Il résulterait de ces dispositions
que les hommes atteints de légères blessures et désireux de rentrer
dans les rangs le pourraient sans peine au lieu de perdre dans les
ambulances, ou couchés sur les champs de bataille, un temps que
leur bravoure leur ferait vivement regretter.

Ces cas peuvent s'offrir souvent après le passage d'un projectile
dans les parties molles, après l'extraction d'un corps étranger, etc.;
aussi n'ai-je pas compris le trépan parmi les instruments renfermés
dans le sac chirurgical, parce que les blessures qui exigent son
application sont toujours trop graves pour que l'opération puisse
être pratiquée sur le champ de bataille.

En raison du transport extrêmement facile de ces sacs et des
approvisionnements assez considérables qu'ils doivent renfermer, on
passerait, sans aucun inconvénient, quelques jours au loin des ambulances. En outre, ils me semblent offrir par leur conformité les con-
ditions les plus avantageuses et le plus en rapport avec la nature des
engagements qui ont eu lieu depuis 1815. Comme sous l'empire,
nous ne voyons plus des centaines de milliers de combattants dont
les masses exigeaient un attirail de guerre aussi formidable que
ces colonnes mobiles.

J'ai calculé les dimensions sur les sacs de nos soldats marins,

plus grands que ceux de l'armée de terre et dont la différence n'est
pas assez grande pour détruire l'uniformité.

Au lieu d'avoir un grand nombre de fourgons pour les instruments, etc., chaque chirurgien de régiment, muni de ceux qui lui
sont nécessaires, n'aurait plus besoin que d'approvisionnements
en linge, charpie, etc., que renfermeraient les caissons d'ambulance où chaque infirmier viendrait puiser lorsque son sac serait
vide. Les hôpitaux provisoires, recevant moins de monde, n'éprou-
veraient plus un encombrement aussi grand, et le service devien-
drait par là même plus facile.

En temps de paix, les blessures étant bien moins fréquentes, les
besoins sont aussi moins grands; par conséquent, au lieu d'avoir par
bataillon ou escadron deux sacs dont un avec les instruments et l'autre
pour le linge, on n'en aurait qu'un seul par régiment, à moins que
ces bataillons ou escadrons fussent détachés. Quant aux consomma-
tions de linge, charpie, emplâtres et substances médicamenteuses,
comme il est facile de s'en procurer partout, on s'en pourvoirait
dans toutes les villes de garnison, soit par la voie des hôpitaux ou
par des fournisseurs particuliers.

Telles sont les propositions qui m'ont semblé les plus utiles et
le plus en rapport avec les besoins du service militaire, soit en
temps de paix, soit en temps de guerre. Heureux si, en atteignant
le but que je me suis proposé, je puis encore être utile à mon pays,
particulièrement à cette classe d'hommes vers le bien-être de laquelle
mes vues se sont toujours portées.

P. ACKERMAN, D. M.,
chirurgien-major de la marine.

Brest, le 20 mai 1834.

Imprimerie de Mme Ve Boucha...Luzard, rue de l'Éperon, 7.

SAC CHIRURGICAL DU DOCTEUR ACKERMAN

Élévation du sac indiquant la disposition de l'intérieur et coupe du Cylindre en fer blanc.

Coupe du sac et du Cylindre.

Élévation du devant du Sac fermé.

Élévation latérale.

Élévation du sac avec les tablettes fermées.

Coupe du sac les tablettes ouvertes ainsi que la table à pansement.

Légende explicative.

Élévation de la palette pour les éponges.

Élévation du cran pour tremper les éprouvettes.

www.ingramcontent.com/pod-product-compliance
Lightning Source LLC
Chambersburg PA
CBHW070808220326
41520CB00053B/5965